**Asawari Shidhore
Divya Sonawane
Vittaldas Shetty**

Economia da saúde

Asawari Shidhore
Divya Sonawane
Vittaldas Shetty

Economia da saúde

Um guia para profissionais de medicina dentária

ScienciaScripts

Imprint
Any brand names and product names mentioned in this book are subject to trademark, brand or patent protection and are trademarks or registered trademarks of their respective holders. The use of brand names, product names, common names, trade names, product descriptions etc. even without a particular marking in this work is in no way to be construed to mean that such names may be regarded as unrestricted in respect of trademark and brand protection legislation and could thus be used by anyone.

Cover image: www.ingimage.com

This book is a translation from the original published under ISBN 978-620-7-99721-3.

Publisher:
Sciencia Scripts
is a trademark of
Dodo Books Indian Ocean Ltd. and OmniScriptum S.R.L publishing group

120 High Road, East Finchley, London, N2 9ED, United Kingdom
Str. Armeneasca 28/1, office 1, Chisinau MD-2012, Republic of Moldova, Europe
Printed at: see last page
ISBN: 978-620-3-50010-3

RECONHECIMENTO

A satisfação e a alegria que acompanham a conclusão bem sucedida de qualquer tarefa estariam incompletas sem a menção de algumas pessoas que a tornaram possível.

Os meus sinceros agradecimentos à Dra. Mahasweta Joshi por ter disponibilizado o seu precioso tempo, orientação e sugestões para melhorar e construir o projeto em todos os aspectos.

Aproveito também para agradecer à minha família por ter sido uma fonte constante de encorajamento durante a conclusão do livro.

Por último, gostaria de agradecer a todas as pessoas queridas que, direta ou indiretamente, me ajudaram ao longo de todo o processo de elaboração deste livro.

ECONOMIA DA SAÚDE

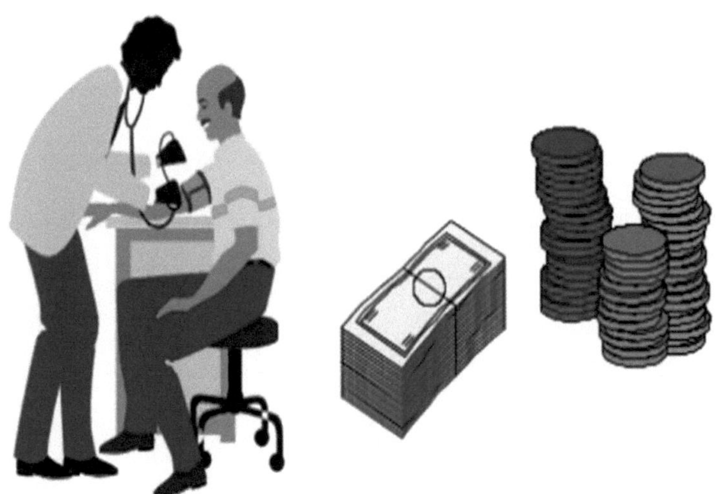

ÍNDICE

DEFINIÇÃO

SAÚDE

Um "estado" de completo bem-estar físico, mental e social e não apenas a ausência de doença ou enfermidade.

DEFINIÇÃO DE QUEM

É um estado que permite a um indivíduo levar uma vida social e economicamente produtiva.

ECONOMIA

Trata das relações humanas no contexto específico da produção, distribuição e consumo, incluindo a propriedade dos recursos (bens e serviços).

As considerações económicas desempenham um papel fundamental em todos os aspectos da vida - agricultura, habitação, indústria, comércio, incluindo o sector da saúde.

MACROECONÓMICA

Trata-se de um estudo do rendimento e das despesas nacionais agregadas, da procura e do consumo agregados, do nível de investimento agregado nos sectores privado e público.

MICROECONÓMICA: É o estudo das unidades económicas individuais.

ESTUDO DA RIQUEZA: - Adam Smit

O termo "economia" significa literalmente "economia doméstica". Trata das relações humanas no contexto específico da produção, da distribuição, do consumo, da propriedade dos recursos, dos bens que satisfazem as necessidades humanas.

AVALIAÇÃO DO PROGRAMA DE CUIDADOS DE SAÚDE

Análise comparativa das alternativas de ação em termos de custos e consequências.

SEGURO DE SAÚDE

Um grupo de pessoas reúne fundos actuais, financeiros ou em espécie, para minimizar o risco futuro incerto.

CONTABILIDADE **ANALÍTICA**

É definido como um conjunto de procedimentos para determinar o custo de cada fase.

INTRODUÇÃO À ECONOMIA DA SAÚDE

É a disciplina da economia aplicada aos cuidados de saúde. Em termos gerais, a economia diz respeito à forma como a sociedade distribui os seus recursos entre utilizações alternativas. A escassez destes recursos constitui a base da teoria económica.

Constitui uma base concetual útil para muitas disciplinas relacionadas com a saúde e um quadro para a política de saúde. A essência do pensamento económico é o estudo das escolhas entre a utilização alternativa de recursos escassos

A economia da saúde é um ramo da economia que se ocupa de questões relacionadas com a escassez na atribuição da saúde e dos cuidados de saúde. Em termos gerais, a economia da saúde estuda o funcionamento do sistema de cuidados de saúde a nível privado e as causas sociais dos comportamentos que afectam a saúde, como o tabagismo.

Um artigo seminal de 1963 de KENNETEH ARROW, a quem se atribui a criação da disciplina da economia da saúde, estabeleceu distinções conceptuais entre a saúde e outras causas. Os factores que distinguem a economia da saúde de outras áreas incluem intervenções governamentais extensivas, incerteza intratável em várias dimensões, informação assimétrica e externalidades. O governo tende a regular fortemente o sector dos cuidados de saúde e também tende a ser o maior pagador do mercado. A incerteza é intrínseca à saúde, tanto no que respeita aos resultados para os doentes como às preocupações financeiras. O défice de conhecimentos que existe entre um médico e um doente cria uma situação de vantagem distinta para o médico, a que se chama informação assimétrica. As externalidades surgem frequentemente quando se considera a saúde e os cuidados de saúde, nomeadamente no contexto das doenças infecciosas. Por exemplo, fazer um esforço para evitar apanhar uma constipação ou praticar sexo seguro afecta outras pessoas para além do decisor.

PARA O HOMEM COMUM

- Meios económicos -

- Menos dispendioso/barato

- Poupança

- Produzir mais resultados com menos recursos Produzir alguns resultados com os mesmos recursos

A ECONOMIA DA SAÚDE TRATA DE

1. Repartição dos recursos entre as diferentes actividades de saúde. Qualidade dos recursos utilizados nos cuidados de saúde.

2. Organização das instituições de saúde.

3. A eficiência com que os recursos são afectados e utilizados para fins de cuidados de saúde.

4. Os efeitos dos serviços de saúde globais no indivíduo e na sociedade.

5. Abrange a indústria médica como um todo e também alarga a análise económica ao cálculo dos custos dos benefícios de um programa de saúde em termos de doenças e ao retorno dos investimentos.

IMPORTÂNCIA DA ECONOMIA DA SAÚDE

1. Trata-se de um conceito relativamente novo.

2. A escassez de recursos obriga-nos a fazer escolhas.

3. Estudar o padrão de afetação do orçamento em termos de eficácia e eficiência.

4. Estudar a relação entre as despesas de saúde e o estado de saúde.

5. Minimizar o desperdício de despesas.

ÂMBITO DA ECONOMIA DA SAÚDE

O âmbito da economia da saúde está perfeitamente resumido no "diagrama de canalização" de Alan William, que divide a disciplina em oito tópicos distintos:

1. O que é que influencia a saúde? (para além dos cuidados de saúde)

2. O que é a saúde e qual o seu valor

3. A procura de cuidados de saúde?

4. A oferta de cuidados de saúde

5. Avaliação microeconómica ao nível do tratamento

6. Equilíbrio de mercado

7. Avaliação a nível de todo o sistema

8. Mecanismos de planeamento, orçamentação e acompanhamento.

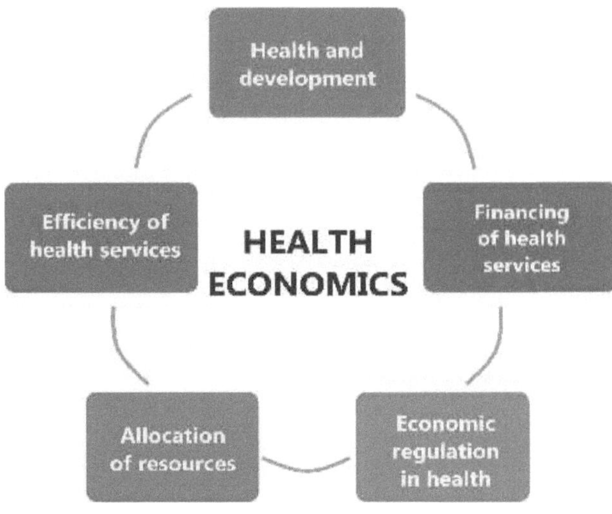

Fig.1 Âmbito da economia da saúde

PORQUÊ ESTUDAR ECONOMIA DA SAÚDE?

A aplicação dos princípios económicos revelou-se um poderoso complemento ao processo de tomada de decisões no sector da saúde. Os serviços de cuidados médicos (de saúde) estão a crescer tanto em quantidade como em qualidade, com os recursos a serem dedicados a aumentar de dia para dia. Há uma necessidade empírica (elaborada e completa) de desenvolvimento de teoria e testes para compreender o comportamento económico.

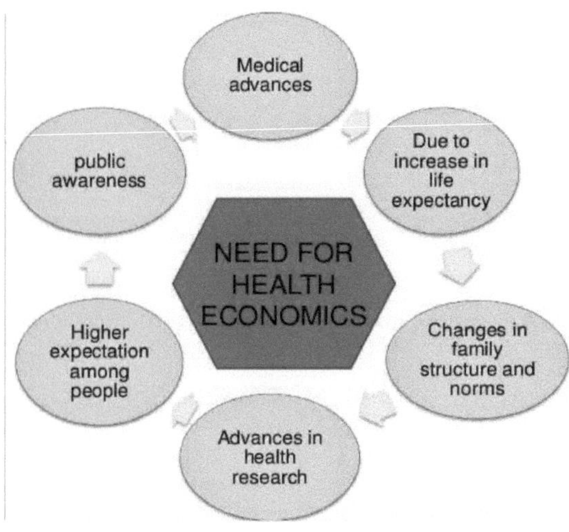

Fig.2 Necessidade de economia da saúde

MACROECONOMIA E MICROECONOMIA

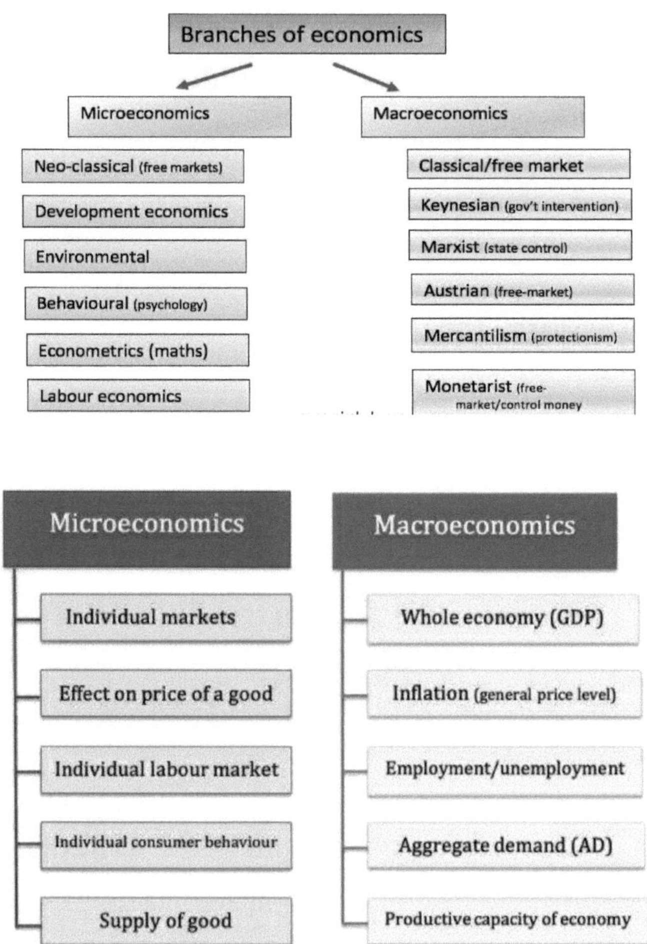

Fig.3 Ramos da economia

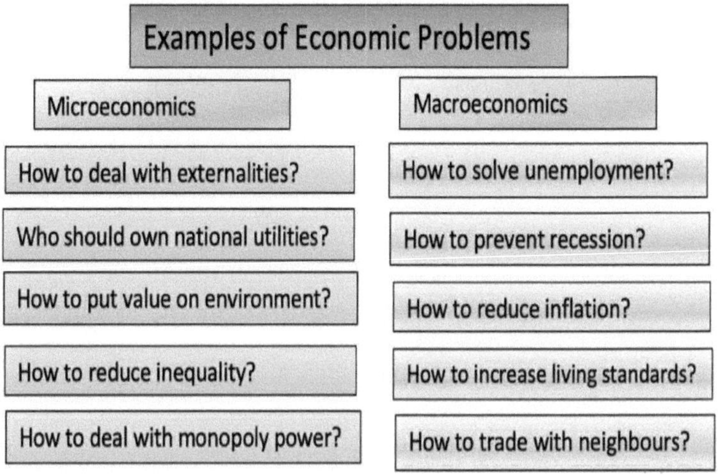

Fig.4 Exemplos de problemas económicos

- **As caraterísticas da necessidade de saúde são:**

- Incerteza:

- Acidental: - Acontecimento não planeado Urgente: - Não pode ser adiado

- Essencial - Não há substituto

- Racionalidade do consumidor:

- Não se aplica nos casos de

- Consciência da doença

- Doença mental

- Ferimento na cabeça

- Extremidade:

- Pagamento por terceiros

- Derrame

- Impostos

Necessidades: Refere-se aos requisitos básicos do ser humano para a sua sobrevivência: alimentação, vestuário, habitação e água.

Desejos: qualquer desejo humano é conhecido como desejo ou fim. Todos os desejos dos seres humanos não podem ser satisfeitos porque os recursos dos seres humanos são escassos e os desejos são virtualmente ilimitados.

Todas as pessoas trabalham para satisfazer as suas necessidades (ou seja, o seu desejo).

Legibilidade dos desejos:

- Primário

- Secundário

- Supérfluo

TIPOS DE PROCURA

- **Utilidade compensada** - É importante compreender **a** utilidade económica de um bem ou serviço, porque influencia diretamente a procura e, por conseguinte, o preço desse bem ou serviço.

- A procura **derivada** em economia é a procura de um bem ou serviço que resulta da procura de um bem ou serviço diferente ou relacionado.

- Eficaz - **A** procura de saúde é diferente da maioria dos outros bens porque os indivíduos afectam recursos para consumir e produzir saúde.

A saúde tem um valor de uso, mas não tem valor de troca (porque não pode ter); logo, os cuidados de saúde são uma procura derivada. Por conseguinte, existem mercados no sector dos cuidados de saúde. Elasticidade-preço da procura Elasticidade-renda da procura.

Factores que influenciam as exigências de saúde

- Rendimento do consumidor,

- Preço dos cuidados de saúde (relativo),

- padrão de consumo.

- Gosto e preferência do consumidor.

- As necessidades e os desejos em matéria de cuidados de saúde não se transformam em procura - Disponibilidade para pagar vs. Capacidade para pagar Para compreender melhor a procura, a oferta e os factores que as afectam, é necessário com os seguintes termos:

1. PIB (Produto Interno Bruto)

2. PNB (Produto Nacional Bruto)

3. POBREZA

Limite de pobreza

Muitas variáveis de saúde e comportamentos de procura de saúde correlacionam-se melhor com o PIB per capita ou o PNB, uma vez que estes servem de medida geral do bem-estar humano, ou seja, da saúde em sentido lato. PNB: É o rendimento bruto gerado no país e o rendimento recebido do estrangeiro. PIB: É o rendimento bruto gerado no país, excluindo o dinheiro proveniente do estrangeiro.

LINHA DE POBREZA: é definida em termos do nível mínimo de consumo per capita das pessoas De acordo com a Comissão de Planeamento, a "linha de pobreza" corresponde ao consumo de calorias das pessoas. É o ponto de corte, abaixo do qual as pessoas não conseguem comprar alimentos suficientes para fornecer 2400 Cal na zona rural e 2100 Cal na zona urbana O PIB e o PNB dão-nos uma ideia sobre o desempenho da economia do país.

ECONOMIA DA SAÚDE PÚBLICA

A Índia atingiu o fundo do poço no que respeita à despesa com a saúde pública. Estamos em 171º lugar entre 175 países no que respeita à despesa com a saúde pública. O Governo indiano gasta apenas 0,9% do PIB na saúde pública. A OMS afirma que pelo menos 5% do PIB deve ser gasto na saúde pública? A despesa da Índia é apenas 1/3 da média dos países mais pobres! O resto é gasto pelas pessoas com os seus próprios recursos. Apenas 17% das despesas de saúde pública são suportadas pelo governo. Este facto faz com que o sistema de saúde pública na Índia seja extremamente inadequado para satisfazer as necessidades do público.

Estas despesas estão a diminuir desde as duas últimas décadas. A consequência desta afetação de verbas extremamente baixa é a deterioração da qualidade da saúde pública. Atualmente, o sistema de cuidados de saúde primários, destinado a servir a população mais pobre e marginalizada, encontra-se numa situação patética. Apenas 38% dos CSP dispõem de todo o pessoal necessário.

Apenas 31% dispõem de todos os recursos essenciais. Apesar da elevada RMM, 8 em cada 10 PHCs Apenas 34% dos PHCs dispõem de serviços de parto. E apenas 3% oferecem serviços de PTM. Não há obstetra em 7 dos 10 CHCS. Não há pediatra em 8 dos 10 CHCS. Apenas 28% dos CSP têm uma médica. Apenas 18% dos PHC têm uma ambulância em condições de funcionamento. Nas zonas urbanas, a predominância do sector privado impede o acesso das camadas mais pobres da sociedade

Uma percentagem cada vez maior de pessoas não pode pagar os cuidados de saúde quando adoece. A percentagem de pessoas que não podem pagar os cuidados de saúde quase duplicou, passando de 10 para 21% nas zonas urbanas e de 15 para 24% nas zonas rurais, na última década. 40% das pessoas hospitalizadas são obrigadas a pedir dinheiro emprestado ou a vender os seus bens para cobrir as despesas hospitalares.

A prescrição médica irracional está a aumentar. Devido à prescrição irracional, 63% do dinheiro é gasto em medicamentos desnecessários. As empresas farmacêuticas aumentaram, mas apenas 20% da população tem acesso aos medicamentos essenciais.

Há uma proliferação de nomes de marcas com mais de 70.000 marcas comercializadas na Índia. Muitos medicamentos são vendidos com uma margem de lucro de 200 a 500%. Aumento do número de práticas não éticas "práticas de corte")

A introdução de "taxas de utilização". Todos os factos acima referidos levam a que, todos os anos, mais de 2 milhões de indianos sejam empurrados para abaixo do limiar de pobreza. A análise do sistema de saúde do país efectuada pela "Comissão de Planeamento" revela que existe um médico para 1800 habitantes e uma cama para 1123 pessoas: - Todos os anos, são formados cerca de 15 000 licenciados e 5 000 médicos de pós-graduação, mas 1/5 deles abandonam o país todos os anos.

Tudo isto está a ter um efeito negativo na qualidade dos serviços de saúde. A escassez existe em todos os sectores da vida. Ninguém pode comprar ou receber tudo durante um período de tempo indefinido. A escassez deve-se a uma afetação incorrecta dos recursos disponíveis e a um financiamento inadequado. Temos de afetar estes recursos de modo a que as necessidades sejam satisfeitas de forma eficaz e eficiente.

TENDÊNCIAS DE CUSTOS

O crescimento económico e o desenvolvimento social estão inter-relacionados, especialmente no que diz respeito à saúde. O desenvolvimento económico melhora o estado de saúde. Quanto mais elevado for o nível do PIB per capita, maior será a esperança de vida. Tal como a educação. A saúde é simultaneamente a satisfação de uma necessidade e um investimento. Além disso, as pessoas são mais enérgicas e produtivas quando estão de boa saúde, pelo que a melhoria do estado de saúde deverá conduzir a um maior crescimento e a uma maior riqueza.

Esta é uma das razões pelas quais a economia pretende que as despesas de saúde sejam consideradas e investidas. Além disso, acredita-se que uma melhor saúde reduziria o volume total de doenças na comunidade e, consequentemente, a necessidade de serviços de saúde diminuiria. O estado dos serviços de saúde é, assim, considerado não só como um serviço produtor de riqueza, mas também como um serviço parcialmente auto-liquidável. No entanto, tem-se observado que as despesas com a saúde estão a consumir o rendimento nacional a um ritmo crescente e, se esta tendência se mantiver, vários países poderão gastar cerca de 10% do seu rendimento nacional com a saúde.

Existem várias razões para esta tendência de aumento do custo dos serviços de saúde. Algumas delas são:

1. Alteração do perfil demográfico da comunidade.

2. Mudança do quadro epidemiológico da saúde e da doença.

3. Mudança nas políticas socioeconómicas do governo.

4. Trabalho Captação intensiva de serviços de saúde

5. Melhor qualidade dos serviços de saúde.

6. Cobertura alargada dos serviços de saúde.

7. Expectativas mais elevadas do público.

8. Organização e estrutura dos serviços de saúde (sistema de prestação de cuidados de saúde)

9. Disponibilidade de tecnologias mais recentes e dispendiosas.

TIPOS DE CUSTOS

1. **CUSTO FIXO (CF)** - Estes são os custos que a organização terá de suportar, mesmo que não exista qualquer programa ou atividade. Trata-se de um custo recorrente que não aumenta em relação ao custo total, mesmo que o programa ou

a atividade esteja no seu nível máximo. Este custo inclui o custo do edifício, do espaço ou do seu aluguer, impostos, seguros, salários, equipamentos e alguma manutenção, etc. No entanto, a longo prazo, alguns dos custos fixos são variáveis, por exemplo, o equipamento que se torna velho, deteriorado ou que não pode ser reparado de forma económica, requer substituição.

2. **CUSTO VARIÁVEL (CV)** - O custo efetivamente incorrido para levar a cabo qualquer programa ou atividade é designado por custo variável.

Inclui igualmente o custo da mão de obra utilizada especificamente para a atividade. Este custo aumenta em função do aumento do custo unitário da atividade ou do programa, dos materiais e dos fornecimentos consumidos.

3. **CUSTO MÉDIO -** O custo total incluído nas actividades ou no programa para produzir determinadas produções. O custo médio é igual ao custo fixo médio mais o custo variável médio. Custo fixo médio (AFC) = Custo fixo total (TFC) / Unidades de output produzidas. Custo médio (CA) = Custo fixo médio (CAF) + Custo variável médio (CVM)

4. **CUSTO FIXO TOTAL (TFC)**. É definido como a soma total de todos os custos fixos incorridos para a atividade ou programa.

5. **CUSTO VARIÁVEL TOTAL (CVT)** - É definido como a soma total de todos os custos variáveis incorridos na atividade ou no programa.

6. **CUSTO TOTAL (CT)** - É definido como a soma total de todos os custos incorridos para produzir determinadas produções. Assim, o custo total é igual à soma dos custos fixos totais e dos custos variáveis totais custos.

Custo total (CT) = Custo fixo total (TFC) + Custo variável total (TVC)

7. **CUSTO MARGINAL (CM)** - É definido como o custo adicional incorrido para produzir uma ou mais unidades, ou para alcançar mais um resultado positivo. O MC da unidade nin de produção é igual ao TC de n unidades menos TC (n-1) unidades. Assim. MCa = TCa - TCI

8. **BENEFÍCIO MARGINAL (MB)**- é a magnitude do programa por uma unidade.

9. **CUSTO DE OPORTUNIDADE -** é definido como o valor que se perde quando se adopta outro curso de ação entre as alternativas mais desejáveis

10. **CUSTO DE CAPITAL**: É um custo fixo e é suportado independentemente do volume de trabalho do centro de saúde, por exemplo, o custo do edifício ou o custo do equipamento principal, etc.

11. **CUSTO OPERACIONAL OU RECORRENTE**: É variável e está relacionado com o tipo de atividade de uma instituição de saúde, como

1. Vencimentos e subsídios do pessoal de saúde

2. Medicamentos e custo dos medicamentos

3. Custos de manutenção e reparação

4. Custos de transporte e de formação

12. **CUSTO MARGINAL:** Reflecte as variações do custo total a uma dada escala de produção quando se produz um pouco mais ou um pouco menos de produção.

13. **CUSTO SOCIAL**. É o custo da atividade de saúde para a sociedade.

14. **CUSTO UNITÁRIO**: É também conhecido como custo médio. É o custo total dividido pelo número de unidades produzidas

15. **CUSTO DE OPORTUNIDADE**: É o valor da melhor alternativa seguinte para atingir o objetivo.

OUTROS TIPOS DE CUSTOS

- Passado e futuro

- Controlável e incontrolável

- Escalável e Inescapável

- Incrementais e afundados

AVALIAÇÃO DO PROGRAMA DE CUIDADOS DE SAÚDE

OBJECTIVOS

Ajudar os decisores nas suas difíceis escolhas de afetação de recursos de cuidados de saúde, de definição de prioridades e de definição da política de saúde.

MÉTODOS E TÉCNICAS

HÁ muitos métodos e técnicas, que foram derivados do campo da economia, aplicados com sucesso na gestão da saúde, alguns dos quais são aqui discutidos:

o produto ou os serviços e as várias actividades envolvidas no fabrico e nas vendas, para planear e medir o desempenho

- **CONTABILIDADE ANALÍTICA**

  Determinar e analisar os custos que ajudam a avaliar a eficiência operacional

  Acumulação e utilização de dados sobre custos e

  Ajuda a gestão a chegar ao custo de produção, ordem de trabalho, processos, etc. No sector da saúde, a aplicação da contabilidade analítica não é tão fácil, uma vez que não permite comparar os custos e os benefícios em determinados problemas. Há muitas situações e programas que utilizam conjuntamente os recursos, nomeadamente o ensino, a formação e a prestação de cuidados médicos. Além disso, é bastante difícil determinar a proporção das despesas nas diferentes categorias. Na gestão da saúde, é necessário normalizar os métodos de contabilidade analítica para cada programa

e repartidos por tipo e recurso, como pessoal, equipamento, medicamentos, etc. A unidade de custo da organização de serviços, como a contabilidade por centro de saúde primário, é viável e só será possível se os registos essenciais forem bem mantidos.

ANÁLISE CUSTO-BENEFÍCIO

É um método de comparação entre o custo da prestação de um serviço e o ganho que dele resulta ou pode resultar ou, por outras palavras, diz respeito ao rácio entre o benefício e o custo. Muitas vezes não é possível medir com exatidão os benefícios de um determinado programa em termos de ganhos monetários, doenças evitadas ou superadas, mortes evitadas, nascimentos evitados, etc... Trata-se, portanto, de uma técnica de medição de várias alternativas. Na prática, é sobretudo utilizada para justificar um determinado serviço ou programa de saúde. O principal problema da análise custo-benefício é o facto de os custos e os benefícios se poderem propagar ao longo do tempo e, normalmente, não serem medidos ao mesmo tempo. Assim, à medida que o tempo passa, o valor do benefício diminui com a diminuição do seu valor monetário. Para ultrapassar este problema, os economistas utilizam o valor da taxa de desconto por conveniência. O âmbito de aplicação deste método na gestão da saúde é limitado.

ANÁLISE DE CUSTO EFICÁCIA - é um método relativo à melhor relação entre benefícios e custos. Ou seja, encontrar a forma menos dispendiosa de atingir um objetivo ou obter o maior valor para uma determinada despesa, a análise custo-eficácia concentra-se num resultado ou benefício principal. Por exemplo, a melhoria da saúde ou a redução da incidência de uma determinada doença em termos de eficácia, em vez de a avaliar em termos de dinheiro. Neste método, a eficácia tem de ser mantida constante enquanto são consideradas e comparadas diferentes opções para determinar qual a alternativa mais eficaz. A análise custo-eficácia não diz se vale ou não a pena adotar uma determinada política. Para saber a resposta a esta pergunta, é necessário ponderar o custo total do programa em relação aos benefícios totais.

ANÁLISE MARGINAL - Os termos benefícios marginais já foram definidos. O elemento básico da teoria económica é a "Lei da Diminuição dos Benefícios Marginais", que estabelece que, uma vez atingido um determinado nível de funcionamento, o custo por resultado positivo aumenta ou, por outras palavras, a taxa de sucesso diminui por unidade de despesa no programa. A abordagem da análise marginal é útil para saber se.

- V A utilização atual dos recursos num determinado programa de saúde com

- Os benefícios associados podem ser transferidos para outro programa, ou seja, com um baixo custo.

- O objetivo é que o benefício marginal de um projeto seja mais elevado do que o benefício marginal de outro. V É necessário gastar fundos adicionais e onde devem ser direcionados para obter maiores benefícios adicionais,

- Os recursos devem ser reduzidos

- V Ajuda o planeador na afetação de recursos entre os programas de saúde.

MÉTODOS DE CONTENÇÃO DE CUSTOS - para reduzir os custos, é necessário distinguir entre "down-sizing" e "right-sizing". O "down-sizing" consiste em reduzir os custos fixos, enquanto o "right-sizing" consiste em identificar o número certo de pessoas para realizar as actividades certas. Os seguintes métodos podem ser aplicados para a contenção de custos

Método diretivo - é também designado por método descendente. Garante uma certa coerência na tomada rápida de decisões e na sua aplicação. Demora menos tempo.

B) O método participativo é também designado por "método ascendente". Envolve a participação das pessoas e identifica os custos ocultos e as deficiências de funcionamento. Tem em consideração a experiência das pessoas, o que perpetua a poupança, mas é geralmente lento e demora mais tempo.

Qualquer que seja o método aplicado, observa-se uma redução significativa após os primeiros meses de implementação, mas os custos voltarão a aumentar, o que é mais lento no método participativo do que no método diretivo. Para ter sucesso a longo prazo, a utilização das competências do pessoal e a análise crítica das actividades, que consomem a maior parte do equipamento e dos instrumentos, dos fornecimentos e dos materiais, da administração dos transportes e do estabelecimento, das reuniões, da formação, da investigação e das complexidades técnicas.

SEGURO DE SAÚDE

Princípio: Partilha dos riscos

O dinheiro necessário para os cuidados de saúde deste grupo torna-se muito mais previsível. O risco para o grupo como um todo é eliminado.

POR QUE RAZÃO NÃO EXISTE UM SEGURO DE SAÚDE NACIONAL NA ÍNDIA?

I A prestação de cuidados de saúde é gratuita ou quase gratuita. Requer uma grande capacidade de organização

(Fundo fiduciário para a gestão de fundos)

As pessoas jovens e saudáveis podem não estar interessadas em aderir ao regime.

QUESTÕES / PROBLEMAS

Risco moral:-Utilização excessiva dos serviços pelos doentes (Solução:-Dedutível, Co-seguro, Seguro de grupo).

Seleção adversa: o mercado de seguros será afetado negativamente, uma vez que as pessoas não revelam todo o seu perfil de risco (solução: cobertura universal obrigatória, apólices a longo prazo)

Subutilização - Cuidados preventivos (Solução - IEC, hospitalização sem dinheiro)

Seleção do risco (desnatação) - Ausência de seguro para doentes e idosos (Solução: - Classificação comunitária)

Cartelização dos seguros:-Lucros excessivos, má qualidade, fixação de preços de prémio (Solução:-Controlo regulamentar).

TIPOS DE SEGURO DE SAÚDE

- Base privada

- Base pública

- UHIS

- Jan Aryogya

- Base comunitária (ONG)

- ACCORD, Tamilnadu

- SEWA, Gujrat

- SWRC. Rajastão

ORÇAMENTO E CONTROLO ORÇAMENTAL:

Orçamento: Plano económico sistemático para um determinado período de tempo e para que fins devem ser utilizados os vários recursos de saúde.

Controlo orçamental: Designa a autoridade responsável pelas despesas para garantir que o orçamento é gasto de forma judiciosa em vários aspectos dos programas de saúde.

SISTEMA DE FINANCIAMENTO DA SAÚDE:

Refere-se à angariação de recursos para pagar bens ou serviços relacionados com a saúde.

Atualmente, o financiamento da saúde enfrenta uma série de problemas devido à falta de fundos, à distribuição desigual e ao aumento dos custos dos cuidados de saúde.

O FINANCIAMENTO DA SAÚDE PODE SER DE

1. Fontes públicas (tributação geral)

2. Privado (ONG, sectores empresariais)

3 Fontes externas (agências internacionais)

4 Indivíduos e agregados familiares (Taxas de utilização)

5.Seguros (públicos, privados e comunitários)

Avaliação da economia da saúde: Exemplo

A Comissão Nacional de Macroeconomia e Saúde dividiu as doenças de elevado peso na Índia em

1. Doenças transmissíveis

2. Doenças não transmissíveis

3. Outras doenças não transmissíveis

Probabilidade de afetar os pobres de forma desproporcionada

Possibilidade de conduzir as pessoas a dificuldades financeiras

Avaliação económica: Perspetiva indiana

- O sector indiano dos cuidados de saúde é uma das indústrias de crescimento mais rápido, com uma taxa de crescimento anual de 17% (2011-2020).13

- Prevê-se que as despesas totais com cuidados de saúde aumentem a uma taxa anual superior a 12% (de 96,3 mil milhões de dólares em 2013 para 195,7 mil milhões de dólares em 2018)

- Apenas cerca de 10% da população está coberta por regimes de financiamento da saúde. 13

O desafio é promover a saúde utilizando modalidades melhoradas e com uma boa relação custo-eficácia. 13

Avaliação económica: Perspetiva indiana

- Seguro de saúde

É definido como um mecanismo de financiamento da saúde que envolve a distribuição do risco financeiro associado à variação das despesas de saúde de um indivíduo através da agregação dos custos ao longo do tempo (pré-pagamento) e ao longo das pessoas. 19 serve para proteger os agregados familiares do risco de despesas médicas que podem ser elevadas, relativamente a rendimentos modestos[19]

Em 2013-14, 40,8 milhões de pessoas estavam cobertas por seguros de saúde na Índia (cerca de um terço da população indiana).

Avaliação económica: Perspetiva indiana

- Regimes de financiamento da saúde

De acordo com as diretrizes do Sistema de Contas da Saúde 2011 (SHA 2011) e das Contas Nacionais da Saúde (NHA) da Índia, os cinco tipos de regimes de financiamento da saúde seguintes são considerados despesas de seguro de saúde na Índia. 19

1. Seguro social de doença

2. Seguro voluntário baseado no governo (regimes de seguro de saúde financiados pelo governo)

3. Seguros baseados na entidade patronal - exceto regimes de empresas (seguro de saúde de grupo privado)

4. Outros regimes de cobertura primária (seguro de saúde individual privado)

5. Seguro de saúde de base comunitária

Avaliação económica: Perspetiva indiana

- Seguro de saúde

- Seguro de saúde

- Seguro social de doença

- Seguro voluntário baseado no governo

- Seguro baseado na entidade patronal

- Outros regimes de cobertura primária

- Seguro de saúde de base comunitária

Regimes

- Regime de saúde da administração central (CGHS),

- Regime de seguro do Estado para os trabalhadores assalariados (ESIS),

- Regime contributivo de saúde dos antigos combatentes (ECHS),

- o Rashtriya Swasthya Bima Yojana (RSBY), Vajpayee Aarogyashree e Yeshasvini

- o Fornecidos por companhias de seguros privadas e públicas - apólices de seguro de saúde individuais vendidas por companhias de seguros privadas e públicas

- Companhias de seguros públicas,

  - o operado/organizado exclusivamente pelas próprias comunidades/ONGs/sociedades cooperativas/trabalhadores

- Sindicatos ou/e os que são geridos por estas organizações.

AVALIAÇÃO ECONÓMICA: PERSPETIVA INDIANA

Regimes de financiamento na Índia

1. Rashtiya Swasthiya Bima Yojana (RSBY)

2. Regime de seguro do Estado para o emprego (ESIS)

3. Regime de saúde da administração central (CGHS)

4. Aam Aadmi Bima Yojana (AABY)

a) Pradhan Mantri Jan Dhan Yojana (2014)

b) Pradhan Mantri Sukanya Samriddh

 c) Pradhan Mantri Suraksha Bima Yojana (2015)

d) Pradhan Mantri Jevan Jyoti Bima Yojana (2015)

e) Atal Pension Yojana (2015)

AYUSHMAN BHARAT (2018)

Avaliação económica: Perspetiva indiana

Seguro de saúde

Ayushman Bharat - Missão Nacional de Proteção da Saúde

Cobertura da prestação de Rs.5 lakh por família e por ano (10 milhões de famílias)

O Portable em todo o país e um beneficiário coberto será autorizado a receber prestações sem dinheiro em qualquer hospital público/privado empanado em todo o país.

Subsumir os actuais regimes patrocinados a nível central - Rashtriya Swasthya Bima Yojana (RSBY) e o Seguro de Saúde para o Cidadão Idoso Regime (SCHIS).

a Impacto importante na redução das despesas de bolso (OOP)

Aumento da cobertura dos benefícios para quase 40% da população, abrangendo quase todos os internamentos secundários e muitos terciários.

ESTUDOS DE REFERÊNCIA

Uma análise sistemática do estado da avaliação económica dos cuidados de saúde na Índia

Appl Health Econ Health Policy.2015104 artigos foram revistos

Destas, a maioria (64%) consistia em análises de custo-eficácia, seguidas de análises de custo-utilidade (30%) e de custo-benefício (6%) - 26% incidiam em programas de saúde pública, 19% em vacinas e 12% em programas de rastreio. 58% incidiam sobre doenças transmissíveis 60,5% sobre medidas preventivas tomadas em contextos de cuidados primários Os estudos mostraram que poucas intervenções no âmbito de vários programas nacionais se revelaram rentáveis VIH/SIDA, imunização, tuberculose Programas de rastreio nas escolas Seringas autodescartáveis Desvantagens - A maioria dos estudos parte da "perspetiva dos pagadores" Estudos de avaliação escassos e de baixa qualidade Índia. Seguro de saúde governamental para pessoas abaixo do limiar de pobreza na Índia: avaliação quase experimental do seguro e dos resultados em matéria de saúde. Objetivo: Avaliar os efeitos do regime Vajpayee Arogyashree que abrange cuidados terciários para pessoas abaixo do limiar de pobreza em Karnataka. Resultado principal: Despesas do próprio bolso, utilização do hospital e mortalidade. Participantes: 22796 agregados familiares BPL; 8680 agregados familiares APL em 300 aldeias onde o regime foi implementado e 21767 BPL: 6866 agregados familiares APL em 272 aldeias vizinhas não elegíveis para o regime. Resultados:1. Entre os agregados familiares BPL, a taxa de mortalidade foi de 0,32% nos agregados familiares elegíveis, em comparação com 0,90% nos agregados familiares não elegíveis (p<0,001)2. Redução significativa das despesas do próprio bolso nos agregados familiares elegíveis aquando do internamento num hospital de cuidados terciários (redução de 64%)3. 44,2% de aumento da abordagem hospitalar.

Antecedentes: A iodização do sal comestível e as injecções de óleo iodado são os dois veículos mais utilizados para a suplementação de iodo. No ano de 1989, o governo do estado de Sikkim estava a planear implementar um programa de controlo da deficiência de iodo no estado e tinha duas opções para escolher, com base nos conhecimentos existentes: a) um programa de iodização do sal, b) um programa de injeção de óleo iodado, Não havia informação disponível nessa altura sobre as vantagens comparativas do estado de Sikkim, Índia, no ano de 1990. Foi efectuada uma análise custo-eficácia comparando 3 programas alternativos, orientados para a eliminação da DDI no estado de Sikkim. Para efetuar a análise custo-eficácia, procedeu-se à identificação, medição e avaliação dos custos do ISP e da PIO e à identificação e medição das consequências da DDI. Os anos-pessoa de bócio visível (VGPY), o cretinismo endémico e a mortalidade atribuível à DDI foram utilizados para avaliar as consequências da DDI para a saúde. Resultados: O custo por VGPY, cretinismo endémico e morte atribuível à DDI foi de t 76,67. 24,469 e ? 9.720, respetivamente, para o ISP. O custo por VGPY, cretinismo endémico e morte atribuível a DDI foi o das duas abordagens acima referidas. Objectivos: Identificar a alternativa mais rentável para a eliminação da DDI em Sikkim, entre as três alternativas seguintes: a) programa de sal hidratado (ISP), b) programa de injeção de óleo hidratado (IOP) para o grupo de alto risco, c) nenhum programa preventivo. Materiais e métodos: A população do estudo foi a população geral de 75.82, 19.106 e 7.709, respetivamente para o ISP. Conclusões: Os resultados da análise mostraram que o programa de óleo iodado é mais económico para a prevenção de DDIs irreversíveis do que o programa de sal lodado no estado de Sikkim, na Índia.

A Índia lançou o regime de seguro de saúde "Rashtriya Swasthya Bima Yojana" (RSBY) para os pobres em 2008. Utilizando três vagas (1999-2000, 2004-05 e 2011-12) de dados a nível dos agregados familiares provenientes de inquéritos representativos a nível nacional da National Sample Survey Organisation (NSSO) (N = 346 615) e dados administrativos do RSBY a nível distrital sobre as inscrições, estimámos os efeitos causais do RSBY nas despesas do próprio bolso. Utilizando métodos de diferença nas diferenças entre agregados familiares em distritos equiparados, concluímos que o RSBY não afectou a probabilidade de despesas do próprio bolso com internamento, o nível de despesas do próprio bolso com internamento ou despesas catastróficas com internamento. Também não encontramos qualquer efeito estatisticamente significativo do RSBY sobre o nível de despesas diretas em ambulatório e a probabilidade de incorrer em despesas em ambulatório. Em contrapartida, a probabilidade de incorrer em qualquer despesa do próprio bolso (internamento e ambulatório) aumentou 30% devido ao RSBY e foi estatisticamente significativa. Embora os níveis de despesas diretas não se tenham alterado, o RSBY aumentou as despesas não médicas das famílias em 5%. Em geral, os resultados sugerem que o RSBY foi ineficaz na redução do peso das despesas diretas das famílias pobres.

RESUMO

- Economia da saúde - Estudo de todos os aspectos financeiros do sistema de cuidados de saúde Microeconomia - Cuidados de saúde a nível individual/organizacional

- Macroeconomia - Cuidados de saúde a nível nacional e internacional

- Na Índia, apenas 10% da população está coberta por regimes de financiamento da saúde e apenas um terço da população tem seguro de saúde (público/privado)

- Tipos de seguros ao abrigo do governo

- Artigos sobre a avaliação económica de intervenções e regimes de cuidados de saúde.

REFERÊNCIAS

1. Lal S. Textbook of Community Medicine, Preventive and Social Medicine: Quinta edição. Nova Deli, Índia. CBS Publishers & Distributors Pvt Ltd. 2017.

2. Kishore J. National Health Programs of India - National Policies & Legislations Relayed to Health. Décima segunda edição. Nova Deli, Índia. Century Publications. 2017.

3. Nath A. Health Economics: Importance For Public Health in India, Science.2008;10(4):206-7.

4. Philip M. Health Economics in Development. Banco Mundial. Washington DC. 2004:20.

5. Phillips CJ. Health Economics: an introduction for health professionals. Massachusetts, EUA. Blackwell Publishîng, Inc. 2005.

6. Pearce A, Viney R. Step by step guide to economic evaluation in cancer trials (Guia passo a passo para a avaliação económica em ensaios sobre o cancro). CREST.2011.

7. Behera DK, Dash U. The impact of macroeconomic policies on the growth of public healthexpenditure: An empirical assessment from the Indian states. Cogent Economics & Finance 2018;6:1435443. disponível em: https://doi.org/10.1080/23322039.2018.1435443 Journal 2000,188(5):250-4.

8. Cunningham SJ. Economic evaluation of healthcare is it important to us? British Dental

9. Aniza 1, Hossein M, Otgonbayar R Munkhtuul Y. Importance Of Eco nomic Evaluation In Health Care Decision Making. Journal of Community Health.2008;14(1):1-10.

10. Bargade MB, Mohini Sachin Mahatme MS, Hiware S, Admane PD. Cost-minimization analysis of proton pump inhibitors in India (Análise de custo-minimização dos inibidores da bomba de protões na Índia). Jornal Internacional de Farmacologia Básica e Clínica. 2016:5(3):1043-7.

11. Prinja S, Bahuguna P, Mohan P, Mazumder S, Taneja S,Bhandari N. Custo-eficácia da implementação do programa de gestão integrada de doenças neonatais e infantis no distrito de Faridabad, Índia. PLOS ONE.2016:DOI:10.1371/journal.pone.0145043.

12. Adhikari SR, Supakankunti S. A cost benefit analysis of elimination of kala-azar in Indian subcontinent an example of Nepal (Análise custo-benefício da eliminação do calazar no subcontinente indiano - um exemplo do Nepal). J Vetor Borne Dis. 2010;47:127-39.

13. Dang A, Likhar N, Alok U. Importance of Economic Evaluation in Health Care: An Indian Perspective. Valor em questões regionais de saúde.2016;9C:78 83.

14. Prinja S, Chauhan AS, Angell B, Gupta I, Jan S. Uma revisão sistemática do estado da avaliação económica dos cuidados de saúde na Índia. Appl Health Econ Health Policy.2015.DOI 10.1007/s40258-015-0201-6.

15. Secretariado Técnico das Contas Nacionais de Saúde. Contas Nacionais da Saúde. Estimativas para a Índia 2014-15. Centro de Recursos dos Sistemas Nacionais de Saúde. Ministério da Saúde e do Bem-Estar Familiar. Governo da Índia. Nova Deli.2017.

16. Bhatia R, Chinoy SL, Kaushish B, Puri J, Chahar VS, Waddington H. Examining the evidence on the effectiveness of India's rural employment guarantee act, 3ie Working paper 27. Nova Deli. Iniciativa Internacional para a Avaliação do Impacto (3ie). 2016.

17. Sood N, Bendavid E, Mukherji A, Wagner Z, Nagpal S, Mullen P. Seguro de saúde do governo para pessoas abaixo da linha de pobreza na Índia: avaliação quase experimental de seguro e resultados de saúde. BMJ.2014,349:g5114.doi: 10.1136/bmj.g5114.

18. Secretariado Técnico das Contas Nacionais da Saúde. Centro de Recursos dos Sistemas Nacionais de Saúde. Despesas com seguros de saúde na Índia (2013-14). Ministério da Saúde e do Bem-Estar Familiar. Governo da Índia. Nova Deli.2016.

19. Missão Nacional de Saúde. Making a Difference - Good, replicable and Innovative Practices (Fazer a Diferença - Práticas Boas, Replicáveis e Inovadoras). Ministério da Saúde e do Bem-Estar Familiar. Nova Deli. 2015.

20. Karan A, Yip W, Mahal A. Extending health insurance to the poor in India: An impact evaluation of Rashtriya Swasthya Bima Yojana on out of pocket spending for healthcare. Ciências Sociais e Medicina 2017;181:83-92.

21. Pandav CS. Economic Evaluation of Iodine Deficiency Disorder Control Program in Sikkim: A Cost Effectiveness Study. Jornal Indiano de Saúde Pública. 2012,56(1)37-43.

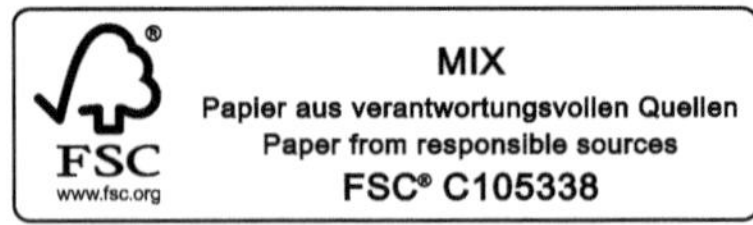

Printed by Books on Demand GmbH, Norderstedt / Germany